Michael Heinen-Anders
Retten wir die „Besonderen Therapierichtungen" (Homöopathie, Anthroposophische Medizin, Phytotherapie)!

AF200069

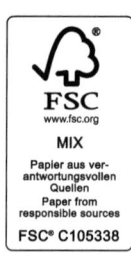

Herstellung und Verlag: BoD - Books on Demand,
Norderstedt

ISBN **9783750415324**

Inhaltsverzeichnis

Retten wir die „Besonderen Therapierichtungen" (Homöopathie, Anthroposophische Medizin, Phytotherapie)!

Nachdem bereits in Frankreich und in England die Homöopathie nach Eingriffen der Regierungen vom Arzneimittelmarkt zu verschwinden droht, sägen nun auch in Deutschland Parteien, wie die SPD in Gestalt des MdB Karl Lauterbach[1] und gleichfalls SPD, Die Linke und B'90/Die Grünen durch eine Berliner Bundesratsinitiative sowie die Grünen in Gestalt ihres Jugendverbandes „Grüne Jugend" an den „Besonderen Therapierichtungen".[2]

In Deutschland möchte die Grüne Jugend auf dem nächsten Bundesparteitag alle Anthroposophische Medizin, Homöopathie

---

[1] https://www.spiegel.de/gesundheit/diagnose/homoeopathie-karl-lauterbach-will-krankenkassen-kostenerstattung-verbieten-a-1275453.html
[2] https://www.naturundmedizin.de/die-gruenen-gegen-homoeopathie.html

und Phytotherapie, also die sogenannten "Besonderen Therapierichtungen" aus dem Sozialgesetzbuch V streichen lassen, mit dem Ziel sowohl die Erstattungsfähigkeit gegenüber der Gesetzlichen Krankenversicherung, als auch die Apothekenpflicht dieser Mittel abzuschaffen, und diese Therapierichtungen damit wirtschaftlich vernichten. Nach derzeitiger Rechtslage (§ 34, Abs. 1 SGB V in Verbindung mit § 35, Abs. 3, Satz 2 SGB V) werden alle für Kinder bis zum 12. Lebensjahr auf Kassenrezept verordneten Arzneimittel der Homöopathie, der Anthroposophischen Medizin und der Phytotherapie von allen Gesetzlichen Krankenkassen voll erstattet. Damit würde sich diese Initiative der Grünen Jugend insbesondere gegen Kinder, deren Familien und gegen Kinderärzte (Pädiater) richten.

Dagegen richtet sich eine breite Gesundheitsbewegung insbesondere aus den Reihen der Homöopathie und der Anthroposophischen Medizin.

Grundlage dafür ist ein strikter Glaube an das positivistische Wissenschaftsverständnis, vor allem in Form des „kritischen Rationalismus".

Danach müssen Theorien überprüft und gegebenenfalls auch falsifiziert werden, wenn das die Studienlage hergibt. Maßstab dafür ist in der Medizin die sogenannte evidenz-basierte Methode, in Form von Double-blind-Studien. Das bedeutet, Ärzte behandeln eine Gruppe mit einem bestimmten Präparat, eine Kontrollgruppe wird gleichsam „behandelt", erhält aber (ohne dass die behandelnden Ärzte dies im Detail wissen) stattdessen einen Placebo. Dabei tritt häufig das Phänomen auf, dass auch die Placebo-behandelten Patienten eine Besserung verspüren. Ist das Arzneimittel (das Präparat) nicht erfolgreicher, als das Placebo, gilt es folglich als unwirksam.

Für den Bereich der Homöopathie gibt es einige wenige dieser Studien, nach der

Double-blind-Methode, welche eine bessere Wirkung als das Placebo konstatieren. Die überwiegende Mehrheit der Studien kommt aber zu einem negativen Urteil, was heißt das homöopathische Präparat gilt als mehr oder minder wirkungslos.

Tatsächlich weisen aber sowohl die homöopathische Medizin, als auch die anthroposophische Medizin einige Besonderheiten auf, welche das Gelingen solcher Studien gewaltig erschwert, denn in beiden Therapierichtungen wird nicht eine abstrakte Krankheit behandelt, sondern der konkrete Patient als Individualität, mit jeder seiner Befindlichkeiten.

So mag in einem Falle eine potenzierte Form des Mittels Pulsatilla heilen, in einem anderen Falle eine potenzierte Form des Mittels Ferrum phosphoricum, in einem dritten Falle eine potenzierte Form des Mittels Dulcamara, in einem vierten

Falle eine potenzierte Form des Mittels Propolis, und so weiter und so fort.

Denn das Problem dabei ist, dass jeder Mensch individuell höchst unterschiedlich ist und individuell verschieden reagiert. Genau dies will der Homöopath aber in Gestalt einer intensiven Anamnese anhand von Arzneimittelbildern aus einem homöopathischen Repetitorium anhand des konkreten Falles des Patienten und anhand einer „Erfahrungsheilkunde" im Ergebnis einer höchst individuellen Mittelwahl abbilden. Erst danach wählt der Arzt die geeignete Potenzierungsstufe. Dies alles läßt sich in Double-blind-Studien gar nicht abbilden.

Damit gerät aber die Homöopathie (und auch die Anthroposophische Medizin, welche annähernd ähnlich vorgeht) in einen Legitimationszwang, aus dem es kein Entrinnen mehr zu geben scheint.

Untersucht man jedoch seitens der Quantenphysik das zugrundeliegende

Weltbild, so können überraschende
Ergebnisse zu Tage gefördert werden.

Die Quantenphysik hat ja ohnehin das
strikt atomistische Weltbild sehr
durcheinandergewirbelt.
"Meine Herren, als Physiker, der sein
ganzes Leben der nüchternen
Wissenschaft, der Erforschung der Materie
widmete, bin ich sicher von dem Verdacht
frei, für einen Schwarmgeist gehalten zu
werden.
Und so sage ich nach meinen
Erforschungen des Atoms dieses: Es gibt
keine Materie an sich.
Alle Materie entsteht und besteht nur
durch eine Kraft, welche die Atomteilchen
in Schwingung bringt und sie zum
winzigsten Sonnensystem des Alls
zusammenhält. Da es im ganzen Weltall
aber weder eine intelligente Kraft noch
eine ewige Kraft gibt - es ist der
Menschheit nicht gelungen, das
heißersehnte Perpetuum mobile zu
erfinden - so müssen wir hinter dieser

Kraft einen bewußten intelligenten Geist annehmen. Dieser Geist ist der Urgrund aller Materie. Nicht die sichtbare, aber vergängliche Materie ist das Reale, Wahre, Wirkliche - denn die Materie bestünde ohne den Geist überhaupt nicht - , sondern der unsichtbare, unsterbliche Geist ist das Wahre! Da es aber Geist an sich ebenfalls nicht geben kann, sondern jeder Geist einem Wesen zugehört, müssen wir zwingend Geistwesen annehmen. Da aber auch Geistwesen nicht aus sich selber sein können, sondern geschaffen werden müssen, so scheue ich mich nicht, diesen geheimnisvollen Schöpfer ebenso zu benennen, wie ihn alle Kulturvölker der Erde früherer Jahrtausende genannt haben: Gott! Damit kommt der Physiker, der sich mit der Materie zu befassen hat, vom Reiche des Stoffes in das Reich des Geistes. Und damit ist unsere Aufgabe zu Ende, und wir müssen unser Forschen weitergeben in die Hände der Philosophie." (Max Planck, Archiv der Max-Planck-Gesellschaft)

Welche Art von Philosophie aber mag hier noch weiterhelfen?

Es ist die Anthroposophie. Was aber will die Anthroposophie?

"Anthroposophie ist ein Erkenntnisweg, der das Geistige im Menschenwesen zum Geistigen im Weltenall führen möchte. Sie tritt im Menschen als Herzens- und Gefühlsbedürfnis auf. Sie muß ihre Rechtfertigung dadurch finden, daß sie diesem Bedürfnisse Befriedigung gewähren kann. Anerkennen kann Anthroposophie nur derjenige, der in ihr findet, was er aus seinem Gemüte heraus suchen muß. Anthroposophen können daher nur Menschen sein, die gewisse Fragen über das Wesen des Menschen und die Welt so als Lebensnotwendigkeit empfinden, wie man Hunger und Durst empfindet."
(Rudolf Steiner (GA 26), 1. Leitsatz)

Was aber sagt Rudolf Steiner zur Homöopathie?

„Es wird ja durchaus heute mehr oder weniger angenommen -weil man atomistisch denkt -, daß der Prozeß, der innerhalb eines Stoffes stattfindet, gewissermaßen derselbe Prozeß ist, welcher sich innerhalb der menschlichen Organisation, ich könnte auch sagen der tierischen Organisation, abspielt. Es ist aber eine sehr naturalistische Annahme, sich der Vorstellung hinzugeben, daß der Stoff, der aus dem toten Organismus entlehnt wurde, gewissermaßen geradesolche Eigenschaften zeigt wie derselbe Stoff, sagen wir zum Beispiel das Blut, wenn es noch innerhalb des lebendigen menschlichen oder tierischen Organismus ist. Wird man einmal darauf kommen, welche Bündel von ganz unwissenschaftlichen Voraussetzungen und Postulaten in den gebräuchlichen Wissenschaften sind, dann wird man erst so recht fühlen, was notwendig ist, um die heutige wissenschaftliche Anschauung auf eine gesunde Basis zu stellen. Und so ist diese gesunde Basis auch nicht vorhanden für diejenigen Prozesse, die hervorgerufen werden beim Einführen von gewissen Heilmitteln in den menschlichen Organismus. So ist zum Beispiel nicht untersucht die Frage, wie irgendeine Substanz, die wir dem menschlichen Organismus in dieser oder jener Form zuführen, allopathisch oder homöopathisch, sich nun in diesem menschlichen Organismus löst, wie sie im menschlichen Organismus selbst sich weiter verhält.

Man berücksichtigt zum Beispiel gar nicht die Frage, was denn nun der menschliche Organismus mit dieser Substanz tut. Und da ergibt sich dann - das kann ich nur andeuten, es würde natürlich viele Stunden in Anspruch nehmen, wenn ich das in allen Einzelheiten ausführen wollte -, da zeigt sich dann geisteswissenschaftlich, daß diejenigen Substanzen, die wir dem menschlichen Organismus allopathisch zuführen, in gewissem Sinne von ihm, wenn ich den Ausdruck gebrauchen darf, homöopathisiert werden, das heißt im Inneren selbst dasjenige durchmachen, was nach den Versuchen der homöopathische Apotheker mit seinen Substanzen bewirkt. Es ist so, daß also die Wirkungsweise auch der allopathisch zugeführten Heilmittelsubstanzen durchaus nicht auf den Eigenschaften beruht, die man ihnen chemisch heute zuschreibt, sondern beruht auf Eigenschaften, die sie erst dadurch bekommen, daß der menschliche Organismus sie mit Hilfe seiner eigenen Kräfte verarbeitet.

Die Frage nach Allopathie und Homöopathie, wirklich mit Bezug auf den Menschen betrachtet, ist also gar nicht die, ob große Mengen oder zersplitterte kleine Mengen auf den menschlichen Organismus wirken, wenn sie Heilwirkungen hervorrufen, denn das tun die Substanzen auch dann, wenn sie in allopathischer Menge zugeführt werden. Die Frage ist gar nicht diese, sondern die Frage ist die, ob es

denen ich sagen möchte, daß sie mehr stimmen zu demjenigen, was die Natur des menschlichen Organismus ist." (Rudolf Steiner, GA 73a, S. 132ff)

Dies ermuntert, nachzuschauen, ob es nicht auch andersartige Beweise gibt, welche die Behauptung einer Placebo-Wirksamkeit („nicht wirksamer als das Placebo, aufgrund des sogenannten Placebo-Effekts") gibt.
Wenn Homöopathie und anthroposophische Medizin tatsächlich unwirksam wären und nur der vermeintliche Placebo-Effekt zu einer Heilung führen würde, wie kommt es dann, dass Homöopathie und anthroposophische Medizin nachweislich sehr gute Ergebnisse in der Behandlung von Säuglingen und Kleinkindern hat? Und in der Veterinärmedizin auch sehr gute Ergebnisse in der Behandlung von Tieren (Hund, Katze, Pferd usw.)?

Es scheint also tatsächlich gar kein „Placebo-Effekt" vorzuliegen, welcher die Wirkung der „sanften Medizin" erklären könnte.

Eine frühere Kampagne gegen die Homöopathie (ZDF Zoom)

<<Obwohl ihre Wirksamkeit umstritten ist, greifen immer mehr Patienten zu Globuli. "Wer heilt, hat recht", ist ein häufiges Argument der Befürworter der Homöopathie und anderer alternativer Heilverfahren. Und trotz ausstehender Wirksamkeitsnachweise werden die Globuli oftmals von den Krankenkassen erstattet. "ZDFzoom" fragte am Mittwoch, 16. Januar 2019, 22.45 Uhr, in "Globuli und guter Glaube - Homöopathie auf dem Prüfstand": Warum gelten in Deutschland für die Homöopathie besondere Regeln?

Die gesetzlichen Krankenkassen dürfen seit 2011 homöopathische Arzneien als freiwillige Satzungsleistung bezahlen - und die meisten tun dies auch. Der Grund: die hohe Nachfrage und der Wettbewerb der Kassen untereinander. Günther Jonitz, Präsident der Berliner Ärztekammer, ist einer der wenigen Vertreter der Ärzteschaft, die die Sonderbehandlung der Homöopathie offen kritisieren: "Es gibt auf die Homöopathie eine enorme Nachfrage seitens der Patientinnen und Patienten, und das zieht sich durch auch bis in allerhöchste politische Kreise, in denen hoher Druck aufgebaut wird, an dieser Pseudomedizin als solcher festzuhalten."

Josef Hecken, der Präsident des Gemeinsamen Bundesausschusses, geht noch weiter: Er fordert, "dass Krankenkassen verboten wird, als Satzungsleistung Dinge zu bezahlen, deren Evidenz nicht nachgewiesen ist". Kritiker wie Edzard Ernst, der als junger Arzt selbst homöopathisch behandelte, wenden ein, es sei allein der Placebo-Effekt, der Heilungsprozesse mit eigentlich unwirksamen Medikamenten befördere. Dennoch verschreiben rund 5600 Ärzte in Deutschland Globuli, ergänzend, aber auch alternativ zur Schulmedizin. Grundlage dafür ist eine Zusatz-Weiterbildung, die 1937 von den Ärztekammern mit der damaligen Berufsordnung eingeführt wurde. Die Bundesärztekammer begründet diese Weiterbildung heute mit "Gründen der Patientensicherheit". Nur der Arzt - so das Argument - verfüge über die Kompetenzen, auch die Grenzen alternativmedizinischer Verfahren zu erkennen. Dass die Patientensicherheit nicht immer gewährleistet ist, wenn Ärzte bei schweren Erkrankungen ausschließlich auf Globuli vertrauen, zeigen die Recherchen von "ZDFzoom"-Reporter Oliver Matthes.>> [3]

---

[3] https://www.presseportal.de/pm/7840/4165307

Betroffenenbrief vom 19.01.2019 an das ZDF:

„Die Homöopathie zählt zur Erfahrungsheilkunde, mit dem Motto "Wer heilt hat Recht!" - Im Jahre 1980 wurde bei mir eine Schilddrüsendysfunktion mit Kropfbildung festgestellt. Der behandelnde Internist meinte damals, ich müsse mein gesamtes Leben Thyreoxin (ein Schilddrüsenhormon) einnehmen. Daraufhin erfuhr ich von einem sehr erfolgreichen Homöopathen in Köln-Lindenthal, Dr. Müller. Dieser führte eine ausführliche, einstündige Anamnese mit mir durch und verordnete mir das homöopathische Mittel Spongia D 6 (Tabletten). Nach ca. 6 Wochen waren sämtliche einschlägigen Schilddrüsensymptome verschwunden und nach 3 Monaten weiterer Behandlung mußte ich das Mittel nicht mehr einnehmen. So etwas gilt als "Wunderheilung"!
Ein anderes Beispiel: Ebenfalls anfangs

der 80er Jahre litt ich an häufigen, regelmäßig auftauchenden akuten Nasennebenhöhlenerkrankungen. Die Therapie des behandelnden HNO-Arztes bestand in der damals (und auch heute noch) üblichen Antibiotika-Therapie. Nach einiger Zeit schlug ich dem Arzt als Behandlung, die ich aus dem homöopathischen Repertorium dafür entnommen hatte, Mercurius bijodatus D 3 – D 4 in Tablettenform vor. Der Arzt ließ sich auf das Experiment ein und ich war so weit in meiner Befindlichkeit gebessert, als dass ich fortan auf die regelmäßigen Krankschreibungen verzichten konnte und des weiteren auch ohne Antibiotika-Einnahme auskam!

Ich könnte noch weitere "Wunderheilungen" in diesem Falle mit Mitteln der anthroposophischen Medizin an meiner älteren Tochter, z.B. im Falle einer vorliegenden Neurodermitis, durch einen anthroposophischen Kinderarzt, Dr. Krahne in Köln, berichten. (Die Neurodermitis konnte vollständig abheilen

und ist heute nicht mehr vorhanden). ---
Doch ich will die Liste der Beispiele mit
diesem vorerst beenden. --- "Wer heilt hat
Recht!", daran sollten sich Schulmediziner
ein Beispiel nehmen!
PS: Vielleicht noch ein Fall und ein Mittel
als weiteres Beispiel:
Meine beiden Töchter litten in früher
Kindheit an regelmässigen
Mittelohrentzündungen. Diese wurden von
dem anthroposophischen Kinderarzt Dr.
Krahne, Köln, statt mit Antibiotika jedes
Mal erfolgreich mit Levisticum Rh D 3
(Weleda) behandelt. Als ich vor kurzem
selbst einmal eine Mittelohrentzündung
hatte, probierte ich das gleiche
Medikament, und auch mir hat es
geholfen. Eine weitere, etwa gar
Antibiotika-Behandlung unterblieb, da
unnötig.

Zum Abschluß noch ein weiteres
Argument: Wenn Homöopathie und
anthroposophische Medizin tatsächlich
unwirksam wären und nur der

vermeintliche Placebo-Effekt zu einer Heilung führen würde, wie kommt es dann, dass Homöopathie und anthroposophische Medizin nachweislich sehr gute Ergebnisse in der Behandlung von Säuglingen und Kleinkindern (vgl. Goebel/Glöckler:Kindersprechstunde)[4] aber auch von Tieren (Hunde, Katzen, Nutztiere)[5] hat? Säuglinge und Tiere können nicht unterscheiden, welche Art von Behandlung ihnen zuteil wird, und insofern scheidet hier das Argument des Glaubens an die Heilung völlig aus. Eine strikt wissenschaftliche Sicht müßte dieses Phänomen aber untersuchen, um widerspruchsfrei argumentieren zu können. Dies jedoch passiert nach meinem derzeitigen Kenntnisstand nicht bzw. nicht zureichend.

---

[4] Vgl. Michaela Glöckler/Wolfgang Goebel/Karin Michael: Kindersprechstunde. Ein medizinisch-pädagogischer Ratgeber, Urachhaus Vlg., Stuttgart 2015
[5] Vgl. Christiane P. Krüger: Praxisleitfaden Tierhomöopathie, Sonntag Vlg. (Thieme Gruppe), Stuttgart 2016

Ihr Beitrag erfüllt daher nicht die Mindeststandards der unvoreingenommenen Recherche und erfüllt den Tatbestand der vorsätzlichen Diskreditierung und Hetze gegen unliebsame Konkurrenten auf dem Arzneimittelmarkt!

Übrigens hat meine Mutter wegen ihrer Arthrose/Arthritis immer wieder sehr starke Schmerzen in Gliedern, Gelenken und dem Rücken.
Bislang half keine schulmedizinische Behandlung dieser Beschwerden.
Nachdem ich meiner Mutter aber die Wala Cartilago comp. Salbe, 100 g zugesandt und diese das Mittel angewandt hatte, spürte die eine erhebliche Besserung dieser Beschwerden. Sie benutzt dieses Medikament auch derzeit wieder.
Alles andere half nicht!" [6]

---

[6] Michael Heinen-Anders: Unveröffentliches Manuskript, 19.01.2019

Homöopathie ist wirksam

Nach den Maßstäben der Erfahrungsheilkunde ist Homöopathie wirksam, daher stammt auch ihre große Beliebtheit in der Volksmedizin (Selbstmedikation). Zumal ja auch jeder eventuelle Placebo-Effekt bei der Behandlung von Säuglingen und Tieren (Hund, Katze, Pferd, Kuh und weitere Nutztiere) sicher ausgeschlossen werden kann.

Wie sollte beim Potenzieren von Arzneimitteln vorgegangen werden?

Potenzieren (auch Dynamisieren) ist ein in der Homöopathie und in der anthroposophisch erweiterten Medizin verwendetes Verfahren zur Herstellung von Arzneimitteln. Dabei wird

eine Urtinktur durch Verschütteln
mit Wasser oder einem Wasser/Alkohol-
Gemisch oder durch Verreiben
mit Milchzucker schrittweise im
Verhältnis 1:10 (D-Potenzen), 1:100 (C-
Potenzen) oder 1:50.000 (LM- oder Q-
Potenzen) verdünnt. Die Struktur der
Urtinktur wird dabei dynamisch auf das
Lösungsmittel übertragen.

In der anthroposophischen Medizin
werden Dezimalpotenzen zugrundegelegt.
In der Regel ist die höchste Potenz eine D
30" [7].
Es ist so "... dass tiefe Potenzen
(beginnend bei der Urtinktur bis etwa D 6),
bei denen die Ausgangssubstanz erst sehr
wenig durch den Potenzierungsprozess
aufgeschlossen ist, auf das
Stoffwechselsystem des Menschen wirken,
in dem ja auch die stofflichen

[7] Jürgen Schürholz: *Heilmittelfindung und Heilmittelherstellung*.
In: *Anthroposophische Medizin*. Ein Weg zum Patienten. Beiträge
aus der Praxis, herausgegeben von Michaela Glöckler/Jürgen
Schürholz/Martin Walker, Vlg. Freies Geistesleben, Stuttgart 1993,
S. 197 - 206 (hier: S. 204)

Umsetzungen vor sich gehen. Die mehr aufgeschlossenen mittleren Potenzen (etwa D 8 - D 15) wirken auf das rhythmische System und hohe Potenzen (etwa D 20 - D 30), bei denen keine Stofflichkeit wirksam ist, sondern nur noch eine Dynamik übertragen wird, auf das Nerven-Sinnes-System. (...) Höhere Potenzen als D 30 wurden von Rudolf Steiner nur in seltenen Ausnahmefällen empfohlen (so gelegentlich Belladonna D 60 bei psychischen Leiden)."[8].

Ein Potenzierlabor benötigt besondere Bedingungen:
"Ruhe - das mag ungewöhnlich erscheinen in der Arzneimittelherstellung. Aber Ruhe ist Voraussetzung beim Potenzieren. Bei diesem Herstellverfahren wird die Arzneimittelsubstanz mit einem Ethanol-Wassergemisch verdünnt und von Hand rhythmisiert. Wenn potenziert wird (...) ist klar, dass die Türe geschlossen bleibt und

---

[8] Herwig Duschek: *Keine Hochpotenzen über D 30!* Von der Schädigung durch homöopathische Hochpotenz-Arzneimittel, Broschüre, o.O., Juni 2007, S. 3 - 4

nicht gesprochen wird. Die Fenster sind mit einem Sichtschutz versehen, der Tageslicht hereinlässt, da gute Lichtverhältnisse wichtig sind. Aber alles andere, was ablenken könnte, bleibt draußen. Nein, hier steht auch kein Telefon und kein Computer" [9].

Helga Betz aus der Arzneimittelherstellung der Weleda AG erläutert: "Theoretisch ist die Methode schnell erklärt: Zentral ist zum Beispiel das Bewegen der Flüssigkeit in Form einer liegenden Acht, dem Symbol für Unendlichkeit. Aber Theorie ist nur das eine. Immer wieder habe ich in meiner über 30-jährigen Tätigkeit erlebt, dass Kollegen Versuche mit dem Potenzieren gestartet haben und überrascht waren, wie schwer es ist, die Bewegung in Übereinstimmung mit dem eigenen Rhythmus zu bringen" [10].

---

[9] O. Verf.: Die Herstellung. In: Weleda Nachrichten, Winter 2016, S. 22

[10] Helga Betz, in: Weleda Nachrichten, Winter 2016, S. 27

In der Milchzuckerverreibung (Trituration) zur Herstellung von Pulver oder Tabletten kommen leicht abgewandelte Verfahren zur Anwendung.

Kritik an der Potenzierungsmethode

Der Methode der Potenzierung wird oft entgegengehalten, dass es sich dabei um eine bloße Verdünnung der Ausgangssubstanz bis zur vollkommenen Wirkungslosigkeit handle. Die Übertragung einer Wirkung von Substanzen auf das Verdünnungsmittel sei durch keine bekannten physikalischen oder chemischen Gesetzmäßigkeiten zu erklären. Dass dieses auch in Fachkreisen immer noch verbreitete Vorurteil wissenschaftlich nicht haltbar ist, hat u.a. der Chemiker Viktor Gutmann an der Technischen Universität Wien schon gegen Ende des 20. Jahrhunderts festgestellt. Die Fehleinschätzungen beruhen auf einem zu

stark
vereinfachenden Modell des flüssigen
Zustands, das reale Substanz-Lösungen
nicht hinreichend genau beschreibt. Auf
Basis der experimentellen Befunde konnte
Gutmann im Rahmen eines erweiterten
Modells theoretisch
klären, *wie* die Struktur der Urtinktur die
Lösungsmittelstruktur messbar verändert
wird. Aufgrund molekularer
Systemorganisation durch die hierarchisch
geordneten Strukturebenen des
Lösungsmittels wird die Struktur beim
Potenzieren nicht nur dynamisch
stabilisiert, sondern darüber hinaus sogar
noch schärfer herausgearbeitet. Dabei
spielen auch die gelösten Gase und
die Energieübertragung beim Verschütteln
oder Verreiben eine entscheidende Rolle[11].
Schon 1923 hat Lili Kolisko mit der von
ihr entwickelten Steigbildmethode den

---

[11] vgl. Resch/Gutmann (1986)

experimentellen Nachweis der
Wirksamkeit kleinster Entitäten erbracht [12].

Conclusio

„Die Homöopathie ist ein Heilverfahren,
das schon erheblich älter ist, als allgemein
angenommen wird. Schon vor 2500 Jahren
vertrat der Grieche Hippokrates (460 – 377
v. Chr.), der Vater der Heilkunde, die
Meinung, daß der Kranke und nicht die
Krankheit behandelt werden müsse. Er
ging davon aus, daß
Krankheitserscheinungen
(<<Symptome>>) Reaktionen des Körpers
sind, um schädliche Einflüsse zu
überwinden. (…) Der deutsche Arzt
Samuel Hahnemann (1755-1843) hat die
Homöopathie in ihrer heutigen Form
entwickelt. Er übersetzte den Gedanken
des Hippokrates, wie in seiner Zeit üblich,
mit <<Similia Similibus Curentur>> in das
Lateinische. Dies kann man am besten

---

[12] Kolisko (1959)

übersetzen mit: <<Gleiches werde mit Gleichem geheilt.>>"[13]

Dabei wurden die Grundstoffe aus einer Urtinktur heraus immer stärker potenziert, wie bereits beschrieben. Nur sollte diese Potenzierung ihre Grenzen haben. Bei D 30 sollte redlicherweise die Potenzierung halt machen, denn über Mittel, die darüberhinaus gehen kann gesagt werden: „Sie wirken wie Bomben in feinste Ätherschichten".[14]

Neuerdings betätigt sich ja ausgerechnet die Grüne Jugend - ganz im Sinne der hauptamtlichen Skeptiker-Organisationen[15] – damit, eine parteiinterne Kampagne

---

[13] L. P. Huijsen: Der Homöopathie-Führer, Knaur TB Vlg., München 1991, S. 389

[14] Herwig Duschek: Keine Hochpotenzen über D 30! Von der Schädigung durch homöopathische Hochpotenz-Arzneimittel, o.O., Juni 2007, S. 21

[15] http://homoeopathiewatchblog.de/2019/09/12/viele-parteimitglieder-unterzeichnen-anti-homoeopathie-antrag-fuer-parteitag-im-november-hier-der-antrag-fuer-erstattungs-verbot-im-wortlaut-inkl-auswertung-der-uebereinstimmung-mit-inh-botschaften/?fbclid=IwAR1zS7SlKo9fouuMo_upOiyC5fjJ3QZUfl1Hzybd7bKs7_mfytrnjsoKPnA

gegen die Homöopathie als Krankenkassenleistung zu fahren. Diese Kampagne mündete in einen Antrag Homöopathie als Kassenleistung auszuschließen.[16]

Gerade von den Grünen wurde bislang anderes erwartet. Hoffen wir sehr, dass wir diese „Kuh noch rechtzeitig vom Eis" kriegen!

Gerade die Medizin muß heute als „Freiheitswissenschaft" (Volker Fintelmann)[17] begriffen werden, denn nur eine „Erkenntnis für freie Menschen" (Paul Feyerabend)[18] wird in der Lage sein die heutigen Abgründe des Materialismus und der Geistverneinung noch zu bewältigen.

---

[16] https://www.naturundmedizin.de/die-gruenen-gegen-homoeopathie.html

[17] Vgl. Volker Fintelmann: Intuitive Medizin – Theorie und Praxis der Anthroposophischen Medizin, Haug Vlg., Stuttgart 2016, S. 42
[18] Vgl. Paul Feyerabend: Erkenntnis für freie Menschen, Suhrkamp Vlg., Frankfurt a.M. 1979

Literatur

- Samuel Hahnemann: Organon der Heilkunst, 6. Auflage. 1842, herausgegeben 1921. (Potenzieren ab §269), Neuauflage: Narayana Verlag, Gylling (Dänemark) 1987

- Homöopathisches Arzneibuch 2006, Deutscher Apotheker Verlag Stuttgart

- Pharmacopoeia of the American Institute of Homeopathy 2004 (Amerikanisches Homöopathisches Arzneibuch)

- Gerhard Resch, Viktor Gutmann: *Die wissenschaftlichen Grundlagen der Homöopathie*, Barthel&Barthel Verlag, Schäftlarn 1986 ISBN 978-3-88950-025-0

- Lili Kolisko: *Physiologischer und physikalischer Nachweis der*

*Wirksamkeit kleinster Entitäten
1923–1959*, Stuttgart 1959

- Michael Schiff: *Das Gedächtnis des Wassers. Homöopathie und ein spektakulärer Fall von Wissenschaftszensur*, Vlg. Zweitausendeins, Frankfurt a.M. 1997

- Jürgen Schürholz: *Heilmittelfindung und Heilmittelherstellung.* In: *Anthroposophische Medizin.* Ein Weg zum Patienten. Beiträge aus der Praxis, herausgegeben von Michaela Glöckler/Jürgen Schürholz/Martin Walker, Vlg. Freies Geistesleben, Stuttgart 1993, S. 197 – 206

- Herwig Duschek: *Keine Hochpotenzen über D 30!* Von der Schädigung durch homöopathische Hochpotenz-Arzneimittel, Broschüre, o.O., Juni 2007

40

- Henning Schramm: *Heilmittel der anthroposophischen Medizin.* Grundlagen - Arzneimittelporträts - Anwendung, Elsevier/Urban & Fischer, München 2009, S. 113 – 114

- Christiane P. Krüger: Praxisleitfaden Tierhomöopathie, Sonntag Vlg. (Thieme Gruppe), Stuttgart 2016

- Michaela Glöckler/Wolfgang Goebel/Karin Michael: Kindersprechstunde. Ein medizinisch-pädagogischer Ratgeber, Urachhaus Vlg., Stuttgart 2015

- Klaus Binding: *Homöopathie - Theorie und Praxis*, BoD, Norderstedt 2012, S. 38ff (aus Sicht der "Klassischen Homöopathie")

- L. P. Huijsen: Der Homöopathie-Führer, Knaur TB Vlg., München 1991

- Paul Feyerabend: Erkenntnis für freie Menschen, Suhrkamp Vlg., Frankfurt a.M. 1979

- Volker Fintelmann: Intuitive Medizin – Theorie und Praxis der Anthroposophischen Medizin, Haug Vlg., Stuttgart 2016

Autobiographische Notiz:

Michael Heinen-Anders wurde am 25.02.1960 in Köln geboren. Er studierte an der Bergischen Universität Wuppertal Wirtschafts- und Sozialwissenschaften.
1989 schloss er das Studium als Diplom-Ökonom ab.
Michael Heinen-Anders trat 1994 der Anthroposophischen Gesellschaft, Zweig Köln, bei.
Seit 2012 ist er gleichfalls Mitglied der Freien Hochschule für Geisteswissenschaft.
Er veröffentlichte zahlreiche literarische, essayistische und wissenschaftliche Schriften, darunter „Aus anthroposophischen Zusammenhängen", BoD, Norderstedt 2010 und „Aus anthroposophischen Zusammenhängen Band II", BoD, Norderstedt 2018.
Michael Heinen-Anders lebt in Köln, ist geschieden und hat zwei erwachsene Töchter.